ÉTUDE PRATIQUE

DE LA

SYPHILIS INFANTILE

PAR

M.-J. VIOLET,

Docteur en médecine de la Faculté de Paris,
Ex-interne des hôpitaux de Lyon,
Lauréat de l'École de Médecine.

PARIS

LIBRAIRIE ADRIEN DELAHAYE

PLACE DE L'ÉCOLE-DE-MÉDECINE

1874

ETUDE PRATIQUE

DE LA

SYPHILIS INFANTILE

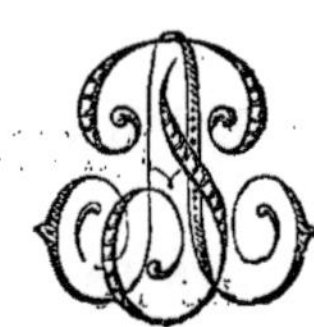

Paris. A. PARENT, imprimeur de la Faculté de Médecine, rue M.-le-Prince, 31.

ÉTUDE PRATIQUE

DE LA

SYPHILIS INFANTILE

PAR

M.-J. VIOLET,

Docteur en médecine de la Faculté de Paris,
Ex-interne des hôpitaux de Lyon,
Lauréat de l'École de Médecine.

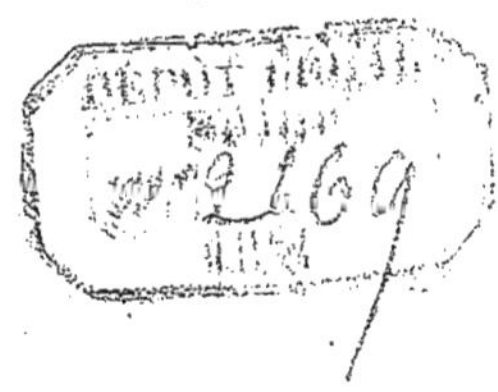

PARIS

LIBRAIRIE ADRIEN DELAHAYE

PLACE DE L'ÉCOLE-DE-MÉDECINE

1874

INTRODUCTION.

Depuis quelques années la syphilis infantile a été l'objet de travaux nombreux en France et à l'étranger; néanmoins, cette maladie que l'on ne peut étudier d'une façon convenable que dans quelques rares hôpitaux offre tant d'intérêt, et touche tellement à l'hygiène publique, qu'elle frappe plus qu'aucune autre l'attention de ceux qui peuvent l'observer tous les jours.

Pendant mon internat dans les hôpitaux de Lyon, ayant eu la bonne fortune de passer une année entière à l'hospice de l'Antiquaille dans le service des femmes vénériennes et des enfants syphilitiques, j'ai formé le projet de faire de la syphilis infantile le sujet de cette thèse.

Cette dernière, je le dis dès à présent, ne renfermera pas une étude complète de la syphilis de l'enfance, et ma prétention est plus modeste.

Pour rester dans les limites qui conviennent à un travail inaugural, je me contenterai, en faisant une œuvre d'ensemble, pour n'être ni décousu ni obscur, de n'effleurer souvent que certains points de ce vaste sujet.

Je passerai rapidement sur ce qui est bien connu, me réservant au contraire de m'arrêter davantage, quand, d'un fait fidèlement observé, pourra sortir quelque éclaircissement sur des points encore controversés ou peu connus. Enfin, et c'est là mon but, je chercherai, chemin faisant, à tirer les conséquences pratiques qui se dégageront des événements passés sous mes yeux.

L'horizon qui s'étend devant moi est si vaste que j'aurai pu me borner à l'étude de quelques points isolés de la syphilis infantile. Et ma tâche eût été plus facile. Mais voulant mettre à profit tous les éléments d'instruction que j'ai rencontrés dans l'espace d'un an, j'ai cherché à dresser dans cette étude le tableau pathologique de la syphilis des enfants, tel que le médecin le rencontre dans la pratique journalière.

Ainsi conçue, cette œuvre ne sera peut-être pas sans quelque intérêt, si je la conduis à bien, car elle est éclose sur un champ d'observations fertile.

Je dois en effet à la vérité de déclarer, que, dans l'espace d'un an, j'ai pu voir à l'hospice de l'Antiquaille, dans les salles du service ou à la consultation, plus de soixante enfants atteints de syphilis congénitale ou acquise.

ÉTUDE PRATIQUE

DE LA

SYPHILIS INFANTILE

La syphilis infantile, suivant son origine doit être divisée en deux grandes parties. Si elle remonte à la vie fœtale, elle sera dite *congénitale* ou *héréditaire*. Dans tous les autres cas, on l'appellera syphilis *acquise* ou *accidentelle*.

Je suivrai cette division naturelle, et dans la première partie de ce travail je m'occuperai de la syphilis infantile acquise. La seconde partie sera consacrée à l'étude de la syphilis congénitale qui est de beaucoup la plus commune. Mais avant d'aller plus loin, je crois utile de jeter un rapide coup d'œil sur l'histoire de la syphilis des enfants.

HISTORIQUE.

La syphilis a été remarquée pour la première fois chez les enfants à la mamelle par les médecins du XVIᵉ siècle. Ils ne virent là que le résultat d'une infection par la nourrice. Au milieu du même siècle, Paracelse et ensuite Falloppe, signalèrent l'hérédité au nombre des causes possibles de la maladie et donnèrent le nom pittoresque de *semi-cocti* aux petits enfants atteints du mal français.

Pendant le xviie siècle, Guyon-Dolois, Musitan, etc., découvrirent la possibilité de la transmission du mal aux nourrices.

Rosen au xviiie siècle, recueillant les connaissances éparses de ses devanciers et celles de son époque, fit une remarquable symptomatologie de la maladie, pendant que Levret insistait déjà sur l'utilité du mercure dans son traitement.

Cependant des difficultés surgirent : Sanchez en voulant voir de la syphilis dans toutes les maladies, Hunter au contraire en s'obstinant à la nier où elle était évidente, avaient jeté un certain trouble dans les esprits quand, en 1780, à Vaugirard, la création d'un hôpital spécial pour les femmes enceintes syphilitiques et leurs enfants vint dissiper toute confusion.

C'est de cette époque en effet que datent les premiers travaux vraiment scientifiques de Bertin, Mahon, Cullerier, qui étudièrent surtout les lésions extérieures de la syphilis infantile. Depuis, son étude a progressé rapidement, en France, avec MM. Ricord, Diday, Trousseau, Depaul, etc., en Allemagne, avec Muhyr, Baerensprung, etc.

A notre époque, MM. Gubler, Lancereaux, Fournier Parot, etc., pour ne citer que les noms les plus connus, ont étudié plus particulièrement les lésions profondes.

Mais l'œuvre la plus considérable qui ait encore paru sur le sujet qui nous occupe est celle de M. Diday, ex-chirurgien en chef de l'hospice de l'Antiquaille (1). La

1) Traité de la syphilis des nouveau-nés et des enfants à la mamelle, et plusieurs autres publications.

médecine Lyonnaise dans la pathologie syphilitique de l'enfance est du reste largement représentée, et il me suffit de citer à côté de M. Diday les noms de Rollet, de Viennois, Dron, Dayon, et celui de mon excellent maître M. le Dr Gailleton, ex-chirurgien major de l'Antiquaille, que je veux remercier ici de sa bienveillance pour moi, et de ses savantes leçons.

J'arrive maintenant à la première partie de mon travail.

PREMIÈRE PARTIE.

De la syphilis infantile acquise.

Mon intention n'est pas d'étudier la syphilis chez des enfants qui l'auraient contractée par des moyens volontaires et actifs. Elle serait là d'ailleurs ce qu'elle est chez l'adulte.

Je veux me borner à cette catégorie d'enfants en bas-âge où le médecin est appelé souvent à donner son avis sur la présence et l'origine d'une syphilis acquise.

Grâce aux précautions de l'hygiène publique et privée, aux progrès de la science, le nombre de ces enfants diminue de jour en jour. Aussi durant l'espace d'un an, malgré la situation favorable dans laquelle j'étais, n'ai-je pu rencontrer que huit cas de syphilis infantile acquise qui doivent être ainsi répartis :

Syphilis communiquée par l'allaitement.	4
— — par attentat à la pudeur.	3
— — par cause accidentelle.	1

Pour l'ordre de mon sujet, je passerai d'abord en

revue les causes, les symptômes, et enfin le traitement. Puis je terminerai cette première partie par quelques considérations médico-légales et prophylactiques inspirées par les événements dont j'ai été témoin.

Je ne parlerai pas de l'anatomie pathologique de la syphilis infantile acquise; je n'ai jamais eu l'occasion d'observer un seul cas de cette maladie à l'autopsie. Les lésions anatomiques doivent du reste être à peu près semblables à celles de la syphilis congénitale.

CAUSES DE LA SYPHILIS INFANTILE ACQUISE.

Un enfant en bas-âge peut contracter la syphilis à deux époques : 1° pendant l'époque de l'allaitement, par le sein de la nourrice et par la vaccination ; 2° après le sevrage, par un attentat criminel et par des causes accidentelles et involontaires.

Les auteurs admettent encore une autre source de la syphilis : c'est l'infection de l'enfant pendant sa pérégrination à travers les parties maternelles. C'est là une opinion purement fantaisiste et qui ne repose pas sur la moindre observation probante. Bertin lui-même qui fut un chaud partisan de cette doctrine, n'a jamais apporté en sa faveur que des raisonnements plus ou moins spécieux. MM. Diday, Ricord, et la plupart des syphiliographes modernes, se contentent de considérer l'infection comme rare, mais évitent de se prononcer formellement contre elle.

Je regrette d'être plus exclusif que ces hommes éminents, mais d'après l'absence, jusqu'à ce jour, d'une seule observation péremptoire, et, d'après ce que j'ai pu voir, je ne crains pas de déclarer que l'infection au passage devrait être rayée du cadre étiologique de la syphilis.

Voici le résumé de deux observations intéressantes :

La fille Catherine R..., âgée de 17 ans, enceinte de près de neuf mois vient à l'Antiquaille pour y faire ses couches, et se guérir d'un chancre syphilitique à la partie interne de la grande lèvre droite dont l'apparition remonte à dix jours.

On découvre en même temps une uréthro-vaginite intense, et on prescrit seulement un traitement de propreté : bains et lavages. Elle accouche quatre jours après ; appelé auprès d'elle je constatai une première position de la tête.

L'accouchement fut lent, la malade souffrait beaucoup à la vulve et les contractions étaient rares. J'évitai de donner du seigle. Je voulais que l'enfant restât longtemps à franchir le passage, ce qui du reste arriva.

Le nouveau-né est bien constitué, gros et sain. On le soustrait à l'allaitement maternel et quatre mois après il quittait le service sans avoir eu le moindre accident syphilitique, alors que la mère un mois après sa couche avait été atteinte d'une forte éruption secondaire.

La seconde observation est non moins importante.

Eliza B... arrive à terme à l'Antiquaille pour y accoucher. On examine les parties génitales : elles sont fortement tuméfiées, eczémateuses. Ecoulement purulent par le vagin. Ganglions inguinaux. On n'insiste pas davantage et on l'envoie au bain.

L'accouchement a lieu le surlendemain d'une façon normale. L'enfant vient par le siège. Au moment du dégagement de la tête il se produit malgré les précautions ordinaires une déchirure de la fourchette.

L'enfant est bien constitué, sain.

Cinq jours après en voulant examiner la fourchette on découvrit à la partie inférieure et interne de la grande lèvre droite, près de la déchirure, une ulcération indurée ayant tous les caractères du chancre syphilitique. Elle avait passé inaperçue au premier examen, recouverte qu'elle était par les croûtes eczémateuses.

L'enfant fut élevé au biberon et à sa sortie de l'hospice, trois mois après, il avait toujours été bien portant, alors que la mère avait eu une roséole et des plaques muqueuses de la bouche.

L'enduit gras qui recouvre le fœtus, les liquides qui

le baignent sont des agents protecteurs puissants contre la contagion. Pour qu'elle pût se produire, il faudrait supposer chez l'enfant des traumatismes cutanés que l'on ne rencontre jamais. Je sais bien que des accoucheurs, des sages-femmes ont pu, pendant de simples manœuvres obstétricales, contracter quelque chancre syphilitique du doigt; mais dans les observations qu'on en a rapportées, est-il bien démontré qu'il n'existait pas une solution de continuité de la peau restée inaperçue ou produite pendant la manœuvre? Il serait évidemment impossible d'admettre une absorption pure et simple du virus syphilitique sans effraction du tégument,

Du reste, je n'ajoute qu'une foi très-médiocre à ce qu'on a dit de la transmission d'autres maladies que la syphilis. Ainsi, on a pensé que l'ophthalmie des nouveau-nés pouvait résulter du contact direct des yeux de l'enfant avec les parties maternelles malades. C'est là un argument peu acceptable, d'abord parce qne l'enfant sort les yeux fermés, et qu'ensuite la pratique de tous les jours vient en démontrer la fragilité. Que de fois cet accident se rencontrerait dans le service des femmes vénériennes! Je ne l'ai jamais observé pas plus que M. Gailleton dont l'expérience est déjà considérable. Et dans les deux observations citées plus haut, les conditions n'étaient-elles pas propices à ce mode de contagion? Il vaut mieux croire que l'ophthalmie des nouveau-nés se produit après la naissance, en vertu d'un contact direct des yeux de l'enfant avec les linges, les doigts, etc., de la mère qui lui donne ses soins.

Mais il y a une cause de syphilis, admise aujourd'hui par tout le monde, c'est l'*allaitement*.

L'allaitement fut regardé comme une cause possible de syphilis dès le XVIIe siècle. Cette croyance fut admise jusqu'à Hunter qui, à la suite d'expériences mal interprétées, en arriva à nier la contagion des formes secondaires et la transmission de la verole par l'allaitement.

Ricord fut un moment partisan de la doctrine huntérienne, et Diday, son savant élève, le combattit en prescrivant d'éloigner à tout prix un nourrisson du sein d'une nourrice syphilitique. Aujourd'hui l'opinion soutenue par M. Diday est admise par tous les syphiliographes sans exception.

Mais une nouvelle question a surgi : Le lait en lui-même, a-t-on dit, peut-il être la cause de la syphilis, ou bien cette dernière exige-t-elle la présence d'une lésion visible au mamelon?

A notre époque, Melchior Robert, Ricordi (de Milan) sont à peu près les seuls qui croient encore à la transmission de la contagion, directement par le lait, et la plupart des médecins se rangent à l'opinion contraire.

Je sais bien qu'il y a peut-être encore quelque obscurité. En effet, chez la nourrice syphilitique il y ordinairement des accidents au sein; chez les quatre femmes qui contagionnèrent les quatre enfants que j'ai observés, je trouvai chez deux un chancre, et chez les autres des plaques muqueuses. Dans ces conditions il devient difficile de faire la part du lait, et on peut comprendre que certains esprits habitués aux démonstrations péremptoires persistent à ne pas rejeter absolument l'infection directe par le lait. Mais je suis convaincu que l'on verra un jour le triomphe exclusif et indiscutable de l'opinion qui veut que la syphilis ne soit possible qu'avec un accident mammaire.

Voici quelle est la marche probable de cette contagion :

La succion exercée par le nourrisson produit autour du mamelon, chez la femme syphilitique comme chez toute femme qui allaite, une série d'excoriations, de fissures qui deviennent le point de départ d'un travail hyperplasique dont le résultat est la formation de plaques muqueuses inévitables chez la nourrice syphilitique. Alors l'ennemi est présent et a déjà le plus souvent frappé le nourrisson, sans que ce dernier en ait encore fourni aucune preuve apparente.

Le premier accident qui va se manifester sera toujours un chancre de la bouche et non pas quelquefois des plaques muqueuses, comme quelques médecins persévérant dans les doctrines anciennes s'obstinent encore à le croire. Il est vrai que l'on a rarement l'occasion de voir le chancre, car on ne présente ordinairement le nourrisson au médecin qu'à la période des accidents secondaires. Néanmoins la cause initiale de la syphilis est le contact direct des lèvres de l'enfant avec l'accident du mamelon, contact tout à fait semblable à celui qui résulte d'un coït impur chez l'adulte, et qui doit donc être suivi de la même série de phénomènes extérieurs.

Syphilis acquise par la vaccination. — La transmission possible de la syphilis par la vaccination n'est pas connue depuis longtemps. On commença à en parler très-vaguement au début de ce siècle. En 1841, on publia un fait où un enfant de Crémone avait par son vaccin infecté près de soixante enfants, et dès lors l'attention fut mise sérieusement en éveil. Cependant les autorités syphiliographes de l'époque refusèrent d'abord d'accepter une semblable doctrine, pensant qu'il y avait eu dans les faits signalés une erreur de diagnostic ou une inoculation de pustule chancreuse au lieu d'un bouton vaccinal.

Ce fut M. Viennois qui vint en 1860 dissiper tous les doutes en apportant des preuves irrécusables. Puis, poursuivant ses investigations, il démontra avec M. Rollet au congrès de Lyon en 1864 que le vaccin pur, c'est-à-dire privé de sang, pris sur un sujet syphilitique ne transmet à un individu sain que de la vaccine. Il en ressortait cette conclusion très-importante en pratique que le principe syphilitique ne réside pas dans le pus vaccinal mais dans le sang, confirmation éclatante de la proposition émise par M. Diday : « Les produits de sécrétion pathologique d'un syphilitique ne sont pas contagieux, s'ils n'ont pas une origine syphilitique. »

Aujourd'hui la transmission de la syphilis par la vaccination est une vérité universellement reconnue, surtout depuis la séance mémorable de l'Académie de médecine (1869), où MM. Depaul, Bouvier, etc., en confirmèrent victorieusement la doctrine.

Causes accidentelles. — En dehors de l'allaitement et de la vaccination, l'enfant en bas-âge est encore exposé à gagner la syphilis dans des conditions multiples. Les baisers trop ardents d'une personne contaminée, l'action de boire, manger dans des vases infectés, voilà des causes possibles. On a cité des exemples de syphilis communiquée à l'enfant par le tatouage, le cathétérisme de la trompe d'Eustache.

Mais il est une cause fréquente de syphilis qui se rencontre chez les enfants un peu plus âgés, et dans des conditions où la volonté est restée passive, je veux désigner l'attentat à la pudeur. Ce dernier fait encore un certain nombre de victimes, car il puise sa source le plus souvent dans un préjugé très-répandu, qui consiste à croire qu'un sujet syphilitique guérira d'autant plus vite sa maladie qu'il la communiquera à un individu plus jeune.

Durant mon internat, j'ai vu trois cas de syphilis ainsi communiquée, sur lesquels je reviendrai dans la symptomatologie à la fin de cette première partie. A propos de considérations médico-légales, je rapporterai *in extenso* une observation remarquable d'une petite fille de 6 ans qui prit la syphilis en couchant dans le même lit que son père, sans qu'il y ait eu de la part de ce dernier une intention criminelle.

Telles sont les principales causes accidentelles de syphilis acquise ; passons maintenant à ses symptômes.

SYMPTOMATOLOGIE DE LA SYPHILIS INFANTILE ACQUISE.

Etudions d'abord le *chancre* dans ses différentes provenances.

D'après les auteurs, le chancre, communiqué par l'allaitement, peut siéger sur l'une des lèvres, siége de prédilection, en un point de la bouche, sur l'une des amygdales, etc. Comme chez l'adulte, c'est tantôt une papule sèche, dure, tantôt une ulcération plus ou moins superficielle et indurée. Il s'accompagne d'adénopathies sous-maxillaires plus ou moins prononcées; en un mot, il a la physionomie de celui que l'on voit assez souvent

chez l'adulte, comme dans certaines professions, les ver-
riers entre autres.

Sur ce sujet, je dois confesser que je n'ai absolument
aucune expérience. Chez les neuf enfants atteints de
syphilis acquise que j'ai vus dans mon service, je n'ai
jamais pu observer l'accident initial, ni même retrouver
les vestiges de son passage. Les questions les plus
pressantes posées aux nourrices sur le début, le siége
du premier accident ne m'ont pas davantage satisfait.

Aussi, quelques médecins contemporains, frappés
sans doute par leurs recherches si souvent négatives,
ont-il pu émettre des doutes sur l'indispensabilité
du chancre, comme manifestation première de la syphilis constitutionnelle. Pourquoi, objectent-ils, alors
qu'on voit si souvent les accidents tertiaires faire défaut,
ne verrait-on pas aussi manquer l'accident primitif?

Cette objection ne me paraît pas grave. Si les phénomènes tertiaires ne se produisent pas, cela peut être dû
à des causes multiples, connues, le traitement peut-
être, ou inconnues, qui arrêtent et contiennent provi-
soirement la marche progressive du virus. Mais les
accidents tertiaires sont le stade ultime de la maladie,
et de même qu'on ne voit pas dans les maladies viru-
lentes, la variole, par exemple, la période de pustula-
tion survenir, sans qu'elle n'ait été précédée par une
lésion primitive, toujours constante, l'état papulo-vési-
culeux de la peau, de même on ne saurait concevoir,
dans la syphilis, des accidents secondaires ou tertiaires
qui n'auraient pas été précédés toujours par le chancre
primordial.

Rappelons, d'ailleurs, ces paroles qui doivent être le dogme de la pathologie syphilitique : « Le chancre est l'exorde obligé de la syphilis acquise. » (Ricord.)

Chez 1046 hommes M. Fournier l'a trouvé 1033 fois, treize fois seulement il n'a pu être constaté : ce qui ne prouve pas évidemment qu'il ait fait défaut.

Si chez l'enfant en bas-âge on ne le trouve pas plus souvent, c'est que sa réparation est accomplie, quand on voit le nourrisson, et que sa cicatrice, pour des raisons qui nous échappent, ne laissent pas de trace profonde comme chez l'adulte.

Le chancre communiqué par la vaccination siége sur l'une des surfaces d'inoculation. A côté des autres pustules légitimes, à la fin de leur évolution, on voit, sur le lieu même d'une piqûre, une croûte grisâtre recouvrant un tubercule saillant qui ne tarde pas à s'ulcérer et à devenir un véritable chancre induré. Il y a de l'engorgement des ganglions lymphatiques de l'aisselle, en un mot le diagnostic est facile.

Quant au chancre communiqué à la suite d'un attentat à la pudeur, il doit siéger, comme chez la femme à l'une des grandes lèvres, s'accompagner d'adénites inguinales, et souvent de lésions de voisinage. Mais il ne faut pas s'attendre à le rencontrer habituellement ; car le médecin n'assiste qu'à la période des accidents secondaires, c'est-à-dire, quand les plaques muqueuses sont venues déterminer de la douleur et entraver la marche de l'enfant.

Chez aucune des petites filles que j'ai eues dans mon service, je n'ai pu même trouver des vestiges de l'accident initial.

Après un temps plus ou moins long, le chancre ayant

accompli son évolution, on voit survenir les accidents secondaires.

Accidents secondaires. — On admet généralement que les accidents secondaires apparaissent plus vite chez le jeune enfant que chez l'adulte, et ceux qui ont pu observer souvent leur marche, disent qu'elle a des allures galopantes. Leur apparition est-elle précédée de cet état général appelé fièvre syphilitique que l'on rencontre quelquefois dans l'usage adulte (1).

Je n'ai pu trouver nulle part aucun renseignement sur ce point, et mon expérience personnelle me fait ici complètement défaut.

Le premier des accidents secondaires, dans la syphilis infantile acquise est la roséole ; mais on ne l'observera que rarement. C'est un signe qui est quelquefois contemporain des derniers jours du chancre, mais le plus souvent, immédiatement précurseur des syphilides secondaires, et il a déjà disparu quand on a le nourrisson sous les yeux.

Le tableau des phénomènes généraux qui se présentent le plus souvent à l'observation est le suivant :

Si la syphilis a été communiquée pendant l'allaitement, le nourrisson ayant déjà nécessairement un certain nombre de semaines lui opposera une plus grande résistance. Il ne présentera pas cette physionomie cachectiforme spéciale, que l'on rencontre chez l'enfant d'un âge correspondant, mais atteint de syphilis congénitale. S'il continue à teter, on ne voit pas survenir de

---

(1) La fièvre syphilitique est très-rare. A Lyon, dans un service de 150 femmes se renouvelant incessamment, et où plus de la moitié étaient syphilitiques, elle n'a été constatée que deux fois en un an.

signe fâcheux; quelquefois, seulement il y a dans les premiers jours une diminution du poids du corps qui ne persiste pas, et fait bientôt place à un retour à l'état normal du développement de l'enfant.

Quant aux accidents locaux, ceux qui prédominent sont les plaques muqueuses. Elles sont constantes et siégent toujours aux parties génitales, au pourtour de l'anus et moins fréquemment, aux lèvres ou à la bouche. On les trouve aussi quelquefois aux replis de la peau, sur la cicatrice ombilicale; je ne les ai jamais vues ni entre les orteils, ni entre les doigts où elles sont communes chez l'adulte. Elles ont la forme d'ulcération à fond gris-blanchâtre et humide. Ce ne sont pas de ces saillies d'aspect condylomateux, qui caractérisent les plaques muqueuses de l'âge plus avancé. Les ganglions sont peu engorgés, et le coryza n'est jamais aussi prononcé que dans la syphilis congénitale.

En même temps que les plaques muqueuses, il existe ordinairement une éruption cutanée, discrète, et disséminée un peu sur tout le tégument. C'est une poussée de papules sèches, arrondies, d'une teinte cuivreuse entourée d'une zone érythémateuse.

La coexistence d'autres lésions avec les plaques muqueuses et les papules telles que la vésicule, la pustule, l'acné est un phénomène exceptionnel, et l'on peut dire que la syphilide de cet âge n'est pas polymorphique, comme l'est celle d'un âge plus reculé.

Telles sont les manifestations ordinaires de la syphilis acquise chez le nourrisson. Sauf l'absence d'un état général grave et particulier, elles sont les mêmes que celles de la syphilis congénitale.

Mais, si la syphilis survient à un âge de l'enfance

plus avancé, la scène est un peu différente, Voici ce que j'ai noté chez quatre petites filles de 6 à 7 ans, dont trois étaient victimes d'un attentat criminel.

Les phénomènes généraux se réduisent ici à une simple pâleur de la face, sans anémie bien prononcée, et l'économie parait si peu impressionnée que l'enfant continue ses exercices et ses amusements sans difficulté.

Chez aucune de ces petites filles, je n'ai vu trace de chancre. Mais les plaques muqueuses y ont une intensité remarquable. Elles sont confluentes, végétantes déjà comme celles de l'adulte, et n'ont plus l'aspect de petites ulcérations.

Elles forment des groupes cohérents et humides aux parties génitales. Dans la bouche, à la face interne des lèvres, sur les piliers du voile de palais où elles sont abondantes elles se présentent sous la forme qui leur est propre, c'est-à-dire d'ulcérations superficielles, recouvertes d'un enduit blanchâtre, semblable à celui que l'on trouve sur une muqueuse que l'on aurait touchée en un point avec le crayon de nitrate d'argent.

Aux commissures labiales, la plaque muqueuse s'étendant ordinairement d'une lèvre à l'autre apparaît comme un bourrelet gris blanchâtre, ayant la forme d'un demi-croissant, aspect tellement caractéristique que chez une de ces petites filles qui le présentait à son arrivée à l'hospice, on put, sans avoir vu encore les autres symptômes, affirmer la syphilis.

Les ganglions inguinaux sont notablement engorgés. Quant aux autres accidents secondaires, il n'y en avait pas l'ombre chez ces quatre enfants. Pas le moindre bouton, ni à leur arrivée dans le service, ni pendant leur séjour qui ne fut pas de moins de trois mois pour celle qui resta le moins.

Le génie de la maladie semblait être s'épuisé dans la luxuriante production des plaques muqueuses, et je fus frappé, je dois le dire, de ne pas rencontrer la moindre syphilide. Je suis tombé sans doute sur des cas d'exception, et je ne saurais y voir la plus légère corrélation avec l'âge du sujet ou une autre circonstance, mais je tiens à signaler ce fait d'observation dans un travail où j'ai cherché à faire principalement de la clinique.

J'ajouterai pour terminer ce tableau pathologique, que la syphilis, survenue à la suite d'un attentat à la pudeur, n'exclut pas la possibilité, d'autres lésions de voisinage. Ainsi, deux des petites filles présentaient en plus une uréthro-vaginite, et les deux autres de la vaginite seulement. Chez toutes l'hymen était intact, comme c'est du reste la règle. Ces symptômes concomitants ont dans la pratique une importance capitale, comme on le verra plus loin.

Je viens d'esquisser chez l'enfant, les principaux symptômes de la syphilis acquise dans ses diverses provenances; ce sont ceux que l'on rencontre dans la pratique quotidienne. Les autres accidents, comme le pemphygus, l'ecthyma, l'érythème lui-même sont rares. Quant aux lésions profondes des viscères et des tissus, on ne les rencontre que par exception.

DIAGNOSTIC.

Quand on est assez heureux pour trouver le chancre, il n'est pas difficile de le reconnaître et de remonter à sa cause, mais, comme le plus souvent le sujet qui est soumis à l'observation ne présente que des accidents secondaires, sans aucune trace de l'accident primitif, on devra avoir recours surtout aux commémoratifs.

La cause de la syphilis une fois constatée, rien n'est plus facile que de reconnaître cette maladie qui se présente avec les symptômes dont il a été fait mention et que l'on ne peut confondre avec aucune autre.

Si, par hasard l'enfant à examiner était porteur de lésions tertiaires, on pourrait les reconnaître par leurs caractères particuliers d'abord, et ensuite par des renseignements autorisés sur le début de la maladie et la marche des accidents antérieurs.

PRONOSTIC,

Le pronostic varie suivant l'âge du sujet dans la syphilis acquise, quelle que soit sa provenance. Plus l'enfant est jeune, moins le pronostic est favorable, toutes choses égales d'ailleurs. Aussi, l'enfant qui devient syphilitique pendant la période d'allaitement est-il plus compromis que celui qui ne le devient que plus tard, c'est-à-dire après le sevrage.

Ce dernier est plus robuste, s'alimente mieux, et fournit ainsi une plus grande résistance aux épreuves de la maladie.

L'âge où l'on supporte le mieux la syphilis est d'après les observations de M. Gailleton, celui de la seconde enfance, de 5 à 10 ans. La bénignité des accidents chez les quatre petites filles dont j'ai parlé semblerait justifier cette opinion.

D'une façon générale, il ne faut pas trop assombrir le pronostic de la syphilis infantile acquise. Quand l'enfant est placé dans de bonnes conditions d'alimentation et d'hygiène, il échappe ordinairement au danger. Les neuf petits sujets que j'ai observés dans le cours de mon internat sont tous sortis de l'hospice dans un état satisfaisant.

D'un autre côté, l'observation apprend que la plupart de ces enfants finissent par avoir une santé parfaite sans jamais presenter, pas plus que leurs descendants, la moindre atteinte de syphilis.

TRAITEMENT.

Le traitement de la syphilis infantile acquise est général, local et spécifique.

Le traitement général consiste à alimenter l'enfant et à le tenir dans des conditions convenables d'hygiène. Cela est surtout très-important pour les nourrissons.

Quant au traitement local il doit être dirigé contre le chancre et les accidents secondaires.

Le chancre, si on peut le trouver ne devra pas être l'objet de cautérisations répétées. C'est un accident qui a une marche déterminée, fatale et qui après avoir été touché deux ou trois fois par le nitrate d'argent guérit avec des pansements astringents.

Les plaques muqueuses de la bouche ne doivent pas être cautérisées chez le nourrisson; elles guérissent spontanément et il est inutile de fatiguer l'enfant par des examens réitérés. Si l'irritation locale était trop vive, on pourrait employer avantageusement le badigeonnage avec un collutoire au miel et au chlorate de potasse.

Chez l'enfant qui ne tète plus, la cautérisation au nitrate argentique sera utile contre les plaques muqueuses; elle accélère leur guérison et n'amène aucun accident.

Quant aux plaques muqueuses qui ont la forme d'ulcérations, comme cela se rencontre chez les nourrissons, ou en amène rapidement la guérison par l'application de poudre de calomel et d'amidon en parties égales.

Chez l'enfant plus âgé où existe la forme végétante, les plaques muqueuses seront lotionnées matin et soir, d'abord avec la liqueur de Labarraque, puis saupoudrées avec de la poudre de calomel pur, ou mêlé à un tiers d'amidon.

Tel doit être le traitement local.

Maintenant, est-il bon d'administrer le mercure à l'intérieur? Evidemment oui: car l'organisme de l'enfant sera d'autant plus efficacement impressionné par l'agent spécifique qu'il a été frappé récemment par le virus, et n'a pas encore reçu de trop grandes atteintes.

On verra que, pour un ordre d'idée opposée, le mercure ne doit pas être donné à l'intérieur chez l'enfant atteint de syphilis congénitale.

La méthode préconisée à l'Antiquaille consiste à donner la liqueur de Van Swieten dans du sirop de gomme ou du lait. Elle ne produit pas en général des troubles gastro-intestinaux ou de la stomatite. Une cuillerée à café de cette liqueur dans 30 gr., d'un des véhicules est la dose quotidienne pour les nourrissons et suffit également pour les enfants plus âgés.

De son côté, la nourrice devra être soumise aussi au traitement hydrargyrique, qui aura un double avantage, celui de la guérir elle-même et indirectement le nourrisson par la mercurialisation du lait, car on sait aujour-

d'hui que les glandes mammaires sont une des voies
d'élimination du mercure.

Les accidents qui pourraient siéger au mamelon
seront traités par les moyens locaux ordinaires : du
calomel en poudre ou en pommade, et l'on donnera à
l'enfant le sein qui n'est pas malade, mais non pas le
biberon. Il est rare que les deux seins soient malades;
je ne l'ai vu qu'une seule fois, dans ce cas il faudra bien
se contenter du biberon, mais on se hâtera de guérir
les accidents du mamelon pour le rendre à sa destina-
tion naturelle.

Pour rester fidèle au titre de cette thèse : « Etude
pratique de la syphilis infantile, » je ne saurais terminer cette première partie sans la faire suivre des quelques considérations pratiques qu'elle peut comporter
au point de vue de la médecine légale et de la prophylaxie.

Considérations médico-légales. — Le rôle du médecin
n'est pas toujours facile quand il faut remonter à l'origine première de la syphilis infantile acquise. M. Tar-
dieu a résumé dans son livre (Etude sur les maladies
communiquées ou provoquées, 1864) les différentes
manières de procéder pour arriver à une solution con-
forme à la vérité. Loin de moi la prétention d'y ajouter
quelque chose. Je veux seulement rappeler les principaux cas qui peuvent se présenter : Le nourrisson à examiner au lieu d'avoir été contagionné par sa nourrice
pourrait avoir une syphilis héréditaire?

La difficulté augmente encore parce que habituellement on ne retrouve pas chez l'enfant le chancre ni ses
vestiges. L'état de santé des parents, leurs enfants

antérieurs seront l'objet d'une attention particulière de la part du médecin.

Il examinera la nourrice incriminée dans un même ordre de méthode, et les accidents dont elle est atteinte. Chez elle on trouve alors au sein un chancre ou une cicatrice attestant son existence.

L'âge et la nature des accidents de l'enfant comparés à ceux de la nourrice, tels sont les éléments fondamentaux du problème.

Si la syphilis a été transmise par la vaccination, c'est encore l'âge et la nature des accidents de la victime comparés à ceux du vaccinifère qui sont la clef de la question.

Mais quelquefois le vaccinifère peut être reconnu très-sain, il faut alors, s'il est possible, examiner les enfants qui ont été immédiatement vaccinés avant lui.

Quand la syphilis est le fait d'un attentat à la pudeur, le médecin est plus à l'aise. Les traumatismes du voisinage comme la dépression de la fourchette, la rupture de l'hymen qui est exceptionnelle, le gonflement eczémateux des nymphes, l'écoulement purulent du vagin, et surtout l'uréthrite, voilà des phénomènes qui, coïncidant avec un chancre ou des plaques muqueuses aux parties génitales, sont des preuves certaines que la syphilis a été communiquée par un attentat criminel. De plus, il faudra toujours comparer l'âge et la nature des accidents spécifiques de la victime avec ceux de l'individu suspect, cela est indispensable pour constater l'identité du coupable.

Quelquefois cependant la sagacité du médecin peut être mise à la dernière épreuve. Voici un fait dont j'ai été témoin l'an dernier, et que je reproduis un peu longuement vu son importance.

Marie X..., âgée de 6 ans environ, d'une forte constitution, rose et fraîche, est conduite par la police à l'hospice de l'Antiquaille dans l'état suivant :

Plaques muqueuses très-abondantes à la vulve, à l'anus, au périnée et même à la partie inférieure de l'abdomen. Mêmes lésions dans la bouche, le gosier. Pas la moindre trace de chancre nulle part et point d'autres accidents.

Les nymphes sont tuméfiées. Léger écoulement muco-purulent du vagin. Pas d'uréthrite. Intégrité de l'hymen.

La rumeur publique accusa le père de cet enfant. Il fut arrêté, reconnu en puissance de syphilis et écroué. Mais, protestant de son innocence, c'était, disait-il, en faisant coucher la petite fille dans le lit unique qu'il possédait, pour la préserver du froid, que peut-être elle avait pris sa maladie.

La question fut portée devant une commission à laquelle M. le Dr Gailleton vint prêter le secours de ses lumières. Elle décida que rien, dans l'état des parties malades, ne prouvait que l'enfant avait subi des violences criminelles, le gonflement des nymphes et l'écoulement vaginal pouvant s'expliquer par une inflammation par propagation, dont le point de départ était dans la grande quantité de plaques muqueuses, et qu'il n'était pas contraire à la science d'admettre que la petite Marie ait pu contracter la syphilis par le fait de coucher dans le même lit que son père infecté de plaques muqueuses.

On comprend, en effet, que la présence d'écorchures préalables sur le tégument si fragile de l'enfant, le contact prolongé des nuits, et la façon de se coucher de l'enfant qui, pour se garantir du froid se tasse en quelque sorte contre le corps voisin, puissent constituer des causes occasionnelles d'une certaine importance.

Aussi, sur la foi du rapport des médecins le père de la petite Marie fut immédiatement mis en liberté.

Trousseau (*Gaz. des hôp.*, 1846) a rapporté l'observation d'une petite fille qui durant l'hiver, en couchant avec sa mère, avait pris la vérole d'une façon identique.

Ces exemples ne sont pas nombreux ; mais la doctrine en est admise et doit être présente à l'esprit du

médecin qui aurait à donner son opinion dans de semblables éventualités.

Prophylaxie. — On s'est beaucoup occupé, à notre
époque, des moyens prophylactiques applicables à la
syphilis infantile acquise. La création des bureaux de
nourrices dans les grandes villes, les connaissances
plus avancées de la syphilis et de ses causes ont fait
réaliser sur ce point un immense progrès à l'hygiène
publique. Sans vouloir aborder ce terrain, je veux cependant mettre en relief certains points qui ne sont
pas assez généralement connus, et dont la prophylaxie
de la syphilis infantile acquise pourra faire son profit.

Les moyens de prévenir la syphilis infantile dérivent
naturellement de la notion des causes qui peuvent l'en-
gendrer, à savoir : *a*, l'allaitement; *b*, la vaccination; *c*, des causes accidentelles multiples. Je laisse
complètement de côté ce qui touche à la syphilis congénitale.

a. *Allaitement.* — Ici, la prophylaxie consiste dans
l'exercice d'une surveillance administratrative sur les
nourrices et leurs nourrissons. Toutefois, je dois avouer
que la réglementation laisse encore beaucoup à désirer :
dans les hôpitaux mômes, les précautions ne sont pas
toujours exactement prises. Je pourrais citer l'exemple
d'un nouveau-né parfaitement sain (enfant Sauret) qui,
l'an dernier placé à la crèche de l'hospice de la Charité
de Lyon, pendant que sa mère était malade à l'Hôtel-
Dieu, y contractait la syphilis par le fait d'une des nourrices mercenaires attachées à l'établisssement, et donnait ensuite à sa mère un chancre induré du sein. Le
père de cet enfant n'avait jamais été syphilitique.

Savoir reconnaître qu'une nourrice est syphilitique n'est pas difficile en général, et ce n'est pas pour l'avoir méconnu que les accidents arrivent ordinairement.

Voici l'écueil à éviter :

Une femme bien portante vient de la campagne dans un bureau de nourrices chercher un nouveau-né à allaiter. On l'examine : elle est saine et on lui remet un nourrisson. Ce dernier peut être atteint de syphilis héréditaire, et ne présenter encore, comme c'est la règle, aucun accident. Au bout de quelques semaines, l'enfant prend des boutons, dépérit et meurt.

La nourrice, mercenaire avant tout et souvent ne se méfiant de rien, revient de suite au bureau demander un second nourrisson. Elle produit le certificat de décès du premier enfant qui souvent se borne à constater la mort et non la maladie d'une façon précise ; puis on l'examine une seconde fois ; on ne trouve rien d'apparent aux seins ni ailleurs, et on lui confie un second nourrisson.

Mais la malheureuse a été infectée par le premier enfant, et la syphilis, latente jusqu'alors, ne tardera pas à faire sa première explosion et à frapper ensuite le second enfant qu'elle vient d'emporter. Le premier nourrisson a donc fait deux victimes : la nourrice et l'autre enfant.

C'est certainement par cette voie détournée que la syphilis atteint le plus de nourrissons, et M. Dron, chirurgien en chef de l'Antiquaille, a insisté sur ce point d'une façon pressante.

Mais il n'est pas facile de reconnaître si une nourrice est dans la période d'incubation de la syphilis ; il n'y a pas encore d'accident local aux seins ni ailleurs, et l'état

chloro-anémique précurseur de l'accident primitif n'est
ni constant, ni significatif.

Toute la puissance de la prophylaxie est alors dans
le certificat de la maladie qui a fait mourir le premier
nourrisson. La syphilis congénitale a des allures si
particulières qu'elle ne saurait jamais être méconnue.
Si donc le certificat du médecin n'atteste pas d'une façon
formelle que l'enfant n'avait pas la syphilis avant
de mourir, la prudence conseille de ne pas donner un
second nourrisson à une femme qui est peut-être sous
l'influence d'une syphilis prochaine.

De cette façon, la prophylaxie serait véritablement
efficace, et on n'aurait pas à déplorer des résultats souvent déplorables.

On a vu des familles entières de paysans infectées
par un nourrisson, et se contagionnant les uns les autres jusqu'aux vieillards. Et certes, la gravité n'est pas
la même pour tous.

A partir de 50 à 60 ans, d'après des observations de
M. Gailleton, la syphilis entraîne toujours la mort qui
arrive par lésion viscérale ou cachexie. J'ai vu dans mon
service une femme de 53 ans contagionnée en embras-
sant le nourrisson de sa fille. Quoique d'une santé satisfaisante, elle ne tarda pas à tomber dans une anémie profonde. Elle eut une syphilide pustulo-crustacée,
du rupia, de l'albuminurie et succomba dans l'espace
de quinze mois, dans la cachexie la plus complète.
L'autopsie ne révéla pas de syphilis viscérale.

b. *Vaccination*. — J'ai dit qu'il faut aussi, dans un
but préventif, jeter les yeux sur la vaccination. Cette
opération ne produit plus que peu de victimes depuis

qu'on a reconnu le danger, et l'on a soin de choisir toujours un vaccinifère d'une santé irréprochable et dont les parents sont complètement sains. Néanmoins j'appelle l'attention sur un point qui est jusqu'à présent resté enveloppé d'une certaine obscurité.

Les expériences faites en France et en Allemagne ont démontré que le sang d'un sujet syphilitique inoculé donnait la vérole; que le pus vaccinal d'un syphilitique ne transmet pas la diathèse s'il est complètement privé de sang. C'est donc la gouttelette de sang qui est le véhicule du virus syphilitique dans l'acte de la vaccination; aussi faut-il, quand on doit vacciner une série d'enfants, avoir le soin d'essuyer le sang de la lancette avant chaque inoculation, car il pourrait se faire qu'un des enfants de la série fût atteint de syphilis héréditaire ou acquise et la transmît à celui qui sera vacciné immédiatement après lui.

Ce n'est pas là une opinion purement théorique, car, bien que je n'aie jamais observé d'exemple de ce mode de contagion, je sais qu'il s'en est produit quelques-uns, et dernièrement j'entendais M. Constantin Paul déclarer qu'il en possédait plus d'un cas d'une authenticité irréprochable.

c. *Causes accidentelles.* — Je les ai énumérées plus haut, et je n'y reviendrai pas. Il suffit de se rappeler que l'enfant, vu la fragilité et la ténuité de son épithélium, est très-exposé à la contagion, et que la prudence la plus élémentaire, non moins que l'humanité, exigent impérieusement qu'on le soustraie à l'influence de toutes causes dangereuses.

DEUXIÈME PARTIE.

Syphilis infantile congénitale.

Le nombre des enfants atteints de syphilis congénitale est encore, dans les villes, vraiment considérable. Dans le seul hospice de l'Antiquaille, au service ou à la consultation, j'ai pu en voir plus de cinquante cas dans l'espace d'un an, alors que je n'en ai rencontré qu'une dizaine de syphilis acquise. C'est l'observation attentive de ces enfants qui m'a fourni les éléments de cette seconde partie de mon travail.

Pour être clair et méthodique je procéderai dans l'ordre suivant : Causes. — Anatomie pathologique. — Symptômes et diagnostic.—Pronostic, et, enfin, Traitement.

CAUSES DE LA SYPHILIS CONGÉNITALE.

La syphilis congénitale est toujours due à une des trois causes suivantes :

1° Le père et la mère à la fois sont les agents de l'infection ;

2° L'infection est venue de la mère seule ;

3° L'infection est venue du père seul.

Père et mère agents de l'infection. — Cette cause est indéniable et n'a pas besoin des quelques preuves personnelles que je pourrais lui apporter. Je dirai seulement qu'il résulte de beaucoup d'observations citées par les auteurs, que la transmission de la syphilis au fœtus, dans cette double condition, donne souvent lieu à des résultats très-graves, notamment à des avortements successifs qui ne cessent que sous l'influence du temps et du traitement spécifique. Par contre, il y a quelques rares exemples d'immunité complète. Ainsi, Baerensprung (Syph. héréd. Berlin, 1864) rapporte trois observations où l'enfant vint au monde à terme, sain, et sans présenter ultérieurement aucun accident vénérien. Cela ne peut s'expliquer vraisemblablement que par l'action bienfaisante et simultanée du temps et d'une bonne médication.

Toutefois, cette double source à laquelle l'enfant puise le virus syphilitique ne paraît pas lui imprimer un cachet plus particulier : les accidents ne sont ni plus précoces, ni plus intenses que dans les cas ordinaires, du moins si je puis en juger par l'exemple de quatre enfants que j'ai vus naître dans ces circonstances.

La syphilis est venue de la mère seule. — Cette proposition doit être examinée sous deux points de vue : *a*. La mère est syphilitique avant le coït fécondant. — . Elle devient syphilitique pendant la grossesse.

a. *Mère syphilitique avant le coït fécondant.* — Les preuves abondent et je n'en fournirai pas de nouvelles pour démontrer que la mère syphilitique avant la conception est parfaitement apte seule à transmettre la vérole au fœtus. C'est par l'ovule, organisme primordial de l'embryon, que la contagion s'opère.

Ici l'avortement n'est plus autant à redouter que lorsque les deux géniteurs sont atteints, et l'immunité fœtale un phénomène aussi exceptionnel. Chez trois emmes, dont le mari était sain, j'ai vu la grossesse arriver à son terme, bien que l'enfant ait eu, dans le cours de la quatrième semaine après la naissance, des accidents constitutionnels. Quant à l'immunité, je ne l'a observée qu'une seule fois, mais dans des circonstances qui méritent d'être rapportées :

La femme X..., de Yeune (Savoie), âgée de 40 ans, a eu, il y a neuf ans, un chancre induré du sein en allaitant un nourrisson étranger. Elle est venue deux fois à l'Antiquaille depuis cette époque : la première fois il y a huit ans, pour des accidents secondaires, puis la seconde fois en 1873, pour des gommes suppurées des membres remontant à quatre mois.

Dans l'espace de ces neuf années, prenant de temps à autre quelques pilules mercurielles, elle a eu trois nouveaux enfants : le premier un an après le début des accidents secondaires, le second deux ans avant les accidents tertiaires, au milieu même d'une éruption cutanée, et le troisième aux premières semaines des manifestations tertiaires. Ces trois enfants ont toujours joui d'une excellente santé, et n'ont jamais présenté, comme le dit la mère, le moindre bouton sur leur corps.

Le père lui-même est resté indemne.

Quelle peut être la cause de cette triple immunité? On peut, en invoquant les expériences de M. Diday sur la non-inoculabilité des accidents tertiaires, expliquer à la rigueur l'indemnité de l'enfant né à l'époque tertiaire. C'est du moins la doctrine de Baerensprung qui cite six cas, où la mère étant atteinte d'accidents tertiaires, le père sain, il n'y eut pas de transmission héréditaire.

Mais quelle théorie appeler à son aide pour les deux autres enfants? M. Diday a dit que dans ce cas, le mari resté sain jouait le rôle de correctif, ingénieuse hypothèse sans doute, mais qui ne satisfait guère mieux l'esprit que celle de la prédisposition individuelle et de la réceptivité morbide. Je me garderai bien de discourir sur ce terrain de l'inconnu et je ne retiendrai que le fait clinique, rassurant par lui-même, persuadé que le temps écoulé, et un traitement convenable sont ici les explications les plus plausibles.

Il y a, du reste, dans la syphilis un côté très-ressemblant avec les affections diathésiques. Constitutionnelle comme ces dernières, elle peut se transmettre par la voie héréditaire, alors même que l'agent de sa transmission n'a plus, même depuis des années, des manifestations morbides extérieures. Voici un fait dont j'ai été témoin :

La femme Guéral, âgée de 37 ans, avec son mari apportent à l'Antiquaille un enfant de 4 semaines qui est syphilitique. Cette femme était veuve depuis huit ans d'un premier mari qui lui avait communiqué la syphilis. Dès le début, elle avait suivi un traitement mercuriel, et quand elle s'est mariée pour la seconde fois il y a un an, elle n'avait pas eu le moindre accident spécifique depuis six ans. Rien pendant toute sa grossesse.

L'enfant est depuis huit jours couvert de plaques muqueuses et a toutes les allures de la syphilis congénitale.

Le père examiné avec soin est complètement sain.

Quant à la mère, on ne peut diagnostiquer chez elle la syphilis que par les commémoratifs, car elle n'a qu'un peu d'adénopathie inguinale qui a persisté, et elle affirme énergiquement n'avoir eu ni bouton, ni angine depuis six ans.

b. *La mère devient syphilitique pendant la grossesse.* — Ici deux opinions sont en présence. Les uns, avec Baerensprung, pensent que la mère n'infecte jamais son enfant. Le syphiliographe allemand cite quatre observations où la femme devenue syphilitique au cinquième et au sixième mois de la gestation, mit au monde un enfant qui ne présenta aucun accident pendant les huit et dix premières semaines, c'est-à-dire pendant un intervalle de temps plus long même que celui qui est généralement nécessaire à l'apparition des accidents.

D'autres auteurs, parmi lesquels Ricord, Diday, Depaul, etc., déclarent que la transmission au fœtus est possible si la mère devient syphilitique surtout dans les premières semaines, et même avant le septième mois de sa grossesse. M. Diday rapporte quatorze observations dont la valeur a été contestée par le camp opposé. L'objection la plus grave qui a été faite aux partisans de cette doctrine, repose sur l'indépendance anatomique des circulations maternelle et fœtale. Cependant elle est fortement ébranlée par la physiologie et la pathologie.

La première de ces sciences nous apprend, en effet, qu'il existe un échange de matériaux nutritifs entre la mère et le fœtus par la surface utéro-placentaire. La nature de ces matériaux (éléments rouges ou éléments blancs du sang) est encore peu connue, mais ce qui est positif c'est le courant nutritif. Or, serait-il bien téméraire de croire que les matériaux de nutrition envoyés par la mère au fœtus, devinssent le réceptacle du virus syphilitique et la voie par laquelle il contagionnera le produit de la conception? Alors, dans les premières semaines de la grossesse, où l'embryon se nourrit comme par imbibition du liquide albumineux, suivant l'expression de M. Diday, les circulations étant encore rudimentaires, on comprend que la contagion sera plus à redouter qu'à une époque plus reculée.

La pathologie, d'ailleurs, n'enseigne-t-elle pas qu'on a vu des femmes enceintes prises de variole, affection si analogue à la syphilis, mettre au monde à terme ou avant terme des fœtus varioleux? J'ai assisté à l'Hôtel-Dieu de Lyon, une nuit de garde, une pauvre femme grosse de sept mois qui, atteinte de variole confluente à

la période de suppuration, expulsa un enfant couvert de
pustules qui mourut de suite, et la mère le lendemain
matin. La contagion par cette voie a aussi été observée
chez les animaux domestiques. Ainsi, on a trouvé des
pustules claveleuses sur des fœtus d'agneaux provenant
de brebis mortes de clavelée.

Pour moi, j'ai cherché, durant mon séjour à l'Antiquaille, à rencontrer quelque fait favorable ou contraire
à ce point de vue. J'ai vu naître deux enfants syphilitiques de filles prostituées ayant pris la vérole, l'une au
quatrième, l'autre au sixième mois, mais dans ces cas,
le père restant inconnu, il fut impossible de savoir la
part qu'il a prise ou n'a pas prise à la contamination.

Néanmoins, j'accepte entièrement les idées de
M. Diday qui ont pour elles l'autorité des faits, et ne
sont nullement contraires aux enseignements de la
science.

Au moment où j'écris ces lignes, paraît dans le nu-
méro du 24 janvier 1874 du *British medical journal*, l'observation suivante :

Le 27 mars 1870 j'étais consulté, dit M. de Meric, chirurgien de Free
and German hospital, à Londres, par un monsieur âgé de 32 ans.

Il me montra un chancre induré sur le reflet du prépuce, à quelques
lignes de son extrémité. On sentait dans l'aîne droite des glandes engor-
gées.

Sa femme était enceinte pour la deuxième fois, et au quatrième mois,
ce monsieur m'apprit qu'il avait eu un coït extra-conjugal le 9 février,
puis des rapports avec sa femme le 16 du même mois et le 17 mars. Ce
dernier jour il ressentit *in coïtu* une certaine douleur, et s'examinant, il
constata un chancre, c'est-à-dire après une incubation d'au moins trente
jours.

Je prescrivis un traitement mercuriel qui fut suivi avec persévérance;
il n'y eut pas d'éruption générale, mais il souffrit de maux de gorge,
de la bouche et de la langue.

Le mercure fut administré en friction, et neuf mois après le malade n'avait plus d'accident.

Je lui recommandai d'avertir de ces circonstances l'accoucheur qui me communiqua les détails suivants :

Cet accoucheur, dans deux examens, avant et après l'accouchement, a trouvé chez la femme des plaques muqueuses sur les grandes lèvres et dans la gorge.

L'enfant naquit à terme et avec tous les symptômes de la syphilis. Il présentait entre autres lésions une périostite de l'avant-bras gauche. Le petit enfant a aujourd'hui 3 ans et jouit d'une santé convenable.

Depuis, un autre enfant est né avec des symptômes syphilitiques et a aujourd'hui 7 mois.

Quant à la syphilis survenue au delà du septième mois de la grossesse, et à plus forte raison dans les derniers jours (voir à la page 11), je ne sache pas qu'on ait jamais cité un seul exemple où elle se soit transmise au produit de la conception.

La syphilis est venue du père seul. — L'influence du père seul dans la transmission de la syphilis au fœtus est encore l'objet de beaucoup de controverses. Admise sans réserve par Trousseau, Diday, Depaul, Beyran qui en ont rapporté plusieurs exemples, elle est rejetée par Cullerier, Notta, Bouchut pour qui la transmission vient alors de la femme infectée par le mari dans le cours de la grossesse. Baerensprung qui accepte la première de ces opinions produit à son appui le chiffre considérable de quarante observations.

M. Gailleton, bien disposé à admettre l'influence du père, n'a jamais pu cependant en rencontrer un seul exemple péremptoire. Il a vu plus d'un nouveau-né syphilitique, dont le père seul était infecté avant la grossesse, mais en poursuivant ses investigations, il a toujours trouvé que la syphilis avait été communiquée à la mère par le mari, à une époque variable de la gestation. C'est, du reste, ce que l'observation apprend, et si Baerensprung a pu fournir un aussi grand nombre de preuves, c'est qu'il n'a pas tenu compte sans doute du rôle de la mère dans la transmission diathésique, ce qui d'ailleurs concorde très-bien avec sa doctrine dans l'espèce, car on sait que cet auteur rejette absolument le pouvoir contagionnant de la mère devenue syphilitique après la conception. Pour moi, je crois fermement à l'influence exclusive du père, et j'ai pour cela deux raisons : la théorie et un fait d'observation. La théorie, pour laquelle l'agent contaminateur est le sperme, c'est-à-dire un liquide dont les éléments figurés ou non figurés, imprégnés de la matière syphilitique, vont s'identifier avec l'ovule pour y commencer le développement d'un embryon, d'un tout qui réflétera vraisemblablement le vice primordial.

Quant au fait d'observation le voici; je n'ai pu malgré toutes mes recherches, en rencontrer qu'un seul pendant tout mon internat, mais il est, je crois, net et probant.

Eugénie Tieffer et son mari apportent à la consultation de l'Antiquaille leur enfant de 26 jours qui présente une syphilide congénitale très-caractérisée : plaques muqueuses, papules, etc. Les accidents ont débuté le dix-huitième jour.

La mère est primipare et n'a jamais eu de fausse couche. En l'examinant avec le plus grand soin on a pu se convaincre qu'elle ne présentait pas le moindre symptôme de syphilis passée ou présente. Pas d'adénopathie; pas d'angine; jamais de boutons sur la peau; pas de chute de cheveux. Ses assertions et celles de son mari ne font du reste que confirmer notre opinion.

Quant au père, il porte sur le gland la cicatrice d'un chancre qu'il avoue avoir eu cinq mois avant son mariage. Il a de l'adénopathie inguinale, quelques pustules acnéiformes, et du psoriasis palmaire aux deux mains.

Pour résumer l'étiologie de la syphilis congénitale, je dirai que cette dernière émane toujours d'une des trois sources sus-nommées, et que la cause de beaucoup la plus fréquente, la plus efficace est celle où les géniteurs sont tous les deux syphilitiques avant la conception.

Maintenant, doit surgir une autre question. Dans le cas où le fœtus est syphililisé par le père en vertu de l'acte fécondant, peut-il à son tour pendant la vie intra-utérine contagionnner sa mère ?

Ricord, Diday, Bazin, Depaul, Peter, E. Vidal etc., répondent affirmativement et rapportent quelques faits importants; mais la question n'est peut-être pas encore suffisamment tranchée. Une des plus graves observations qui aient été rapportées est celle de MM. Jacquemier et Gosselin, que l'on trouve dans la thèse d'agrégation de M. Dieulafoy. (Thèse d'agrég., la contagion, 1872).

Mme X..., épouse M. X..., qui avait eu un chancre syphilitique il y a six mois, mais qui au moment de son mariage ne présente, comme accident, qu'un léger psoriasis palmaire.

La jeune femme n'eut aucun symptôme de syphilis pendant la première année, et fit une fausse couche au bout de quatre mois.

L'année suivante, le mari ayant toujours son psoriasis palmaire, mais n'ayant aucune ulcération à la verge ni ailleurs, une nouvelle grossesse survint, au troisième mois de laquelle Mme X... fut prise de roséole d'abord, et de plaques muqueuses de la gorge. Ces accidents furent constatés par M. Jacquemier. L'accouchement eut lieu sept mois après et l'enfant était mort.

Vingt-deux mois plus tard, cette femme eut une gomme de la voûte palatine et de la langue.

MM. Jacquemier et Gosselin ont toujours cru que Mme X... avait été infectée par l'enfant pendant sa grossesse.

Cette observation d'un caractère très-sérieux n'échappe cependant pas à toute objection. Mme X, a pu être contagionnée par son époux. Elle a pu avoir, ce dont on ne parle pas, un chancre dans la bouche, le vagin , ou sur le col de l'utérus. La roséole qu'elle a présentée, semblerait le faire croire, car c'est un symptôme que l'on ne rencontre ordinairement que chez les sujets qui ont eu l'accident primitif. Mais je n'insiste pas. Si cette contagion est possible, elle a lieu par l'échange endosmo-exosmotique entre les deux circulations, et si on l'admet de la mère à l'enfant, il y aurait une certaine vraisemblance à l'admettre de l'enfant à à la mère. Dans de telles conditions, elle ne pourra jamais se manifester que par des accidents secondaires, comme cela est facile à comprendre.

ANATOMIE PATHOLOGIQUE.

On a trouvé à l'autopsie des nouveau-nés syphilitiques des altérations anatomiques dans plusieurs organes, et surtout dans le poumon, le foie, et le tissu osseux.

En 1831, Devergie signala une forme de pneumonie syphilitique qni n'est autre chose qu'une pneumonie interstitielle avec durcissement blanchâtre du poumon. Depaul, en 1837, démontra la présence et la nature dans les poumons des productions gommeuses.

Dans le foie on a trouvé des gommes et une hépatite particulière. Dans l'hépatite syphilitique qui a été bien tudiée surtout par M. Gubler, le foie, d'un jaune pierre à fusil, est infiltré par de petits grains blancs, opaques, semblables à ceux de la semoule, (syphilômes miliaires de Wagner).

Les lésions du tissu osseux sont bien connues, seulement depuis les travaux récents de M. Parot. Elles siégent sur les os longs et courts; ils prennent un aspect feuilleté, gris sale, avec agrandissement du canal médullaire et se laissent facilement entamer par le scalpel. La moelle est rouge, diffluente et remplit tout le canal.

En dehors de ces organes d'autres altérations ont été notées. Ainsi, Dubois a trouvé quelquefois dans le thymus des gommes suppurées qui furent prises d'abord pour des abcès.

M. Gailleton a observé une fois une péritonite suppurée survenue en dehors des causes ordinaires.

Dans les muscles on a rencontré des gommes et Forster aurait même observé une endocardite syphilitique chez un enfant de six semaines.

Parmi les muqueuses celles qui sont le plus souvent malades sont la membrane de Schneider, et la muqueuse buccale ; on y voit à l'autopsie tantôt une simple rougeur, tantôt de la rougeur avec de petites ulcérations, qui ne sont rien autre que des plaques muqueuses.

Parmi les lésions qui viennent d'être énumérées, les plus graves sont sans contredit celles du poumon et du foie. Aussi a-t-il été admis généralement jusqu'aujourd'hui, que c'est à une de ces altérations que l'enfant succombait. Cette opinion serait rigoureusement exacte si ces altérations se retrouvaient habituellement à la nécropsie; mais on a exagéré considérablement leur fréquence. Ce sont des lésions rares, et qui, par conséquent, dans l'immense majorité des cas, ne peuvent justement expliquer la mort.

Pendant mon internat, j'ai pu pratiquer l'autopsie de treize enfants syphilitiques, et mon collègue et ami

M. Poncet, a eu l'obligeance de me communiquer les résultats de cinq autres qu'il a faites à l'hospice de la Charité. Je vais en dresser un tableau succint qui portera donc sur dix-huit cas (1).

Poumons. — Une fois seulement une pneumonie du sommet à gauche. Le plus souvent un peu de congestion et quelquefois rien.

Foie. — Quatre fois l'hépatite de M. Gubler. Les autres fois rien.

Tissus osseux. — Altération de M. Parot six fois bien visiblement.

Rate. — Ordinairement de la congestion sans induration ni ramollissement.

Reins et capsules surénales. — Toujours intacts.

Mésentère, péritoine, organes génitaux urinaires. — Rien.

Encéphale et méninges. — Toujours intacts.

Thymus. — Rien.

Muqueuse de l'estomac. — Intacte.

Muqueuse intestinale. — Celle du rectum présentait quelquefois un peu de rougeur sans autre trace d'inflammation.

Muqueuse du larynx, de la trachée et des grosses bronches. — Rarement une faible congestion et le plus souvent rien.

Muqueuse de la bouche, des piliers ; amygdales. — Ordinairement des traces de l'angine érythémateuse, de plaques muqueuses. Jamais d'abcès.

Je dois ici appeler l'attention sur un point d'anatomie pathologique qui n'a pas encore été, je crois, signalé jusqu'à présent. Frappé de l'intensité du coryza syphilitique, j'ai examiné régulièrement la membrane de Schneider où je trouvai ordinairement de la rougeur avec hypersécrétion abondante et de petites ulcérations (plaques muqueuses). Mais poursuivant mes investigations du côté des organes de l'ouïe, j'ai pu voir manifestement dans l'oreille moyenne et interne deux fois, et

(1) Dans cinq autopsies de fœtus de 3 à 8 mois mort-nés de mères syphilitiques, je n'ai rien trouvé de particulier, soit du côté du fœtus, soit du côté du placenta.

une fois même dans les cellules mastoïdiennes des gouttes d'un liquide jaune et épais. Au microscope ayant reconnu que c'était du pus, je crus tout d'abord à une lésion de l'oreille. Mais ces pièces pathologiques furent examinées avec soin par un habile micrographe, M. le docteur Charpy, qui constata qu'il n'y avait pas d'altération de l'oreille, ni osseuse, ni autre. Voulant donner une interprétation de ce phénomène, j'ai pensé alors que le pus provenait, selon toute probabilité, des parties postérieures de la membrane de Schneider, siège habituel du coryza, et qu'il avait émigré peu à peu par la trompe d'Eustache jusque dans les profondeurs de l'oreille. Telle est encore mon opinion. Dans tous les cas, c'est un pus migrateur, et aucun des enfants dont il a été question n'éprouva de ces symptômes généraux si graves qui correspondent à l'otite interne suppurée. Ils moururent de cachexie, sans fièvre et sans phénomène cérébral.

Pour moi, il ressort des résultats cadavériques exposés plus haut une vérité évidente : c'est que la grande majorité des nouveau-nés syphilitiques que j'ai vus, loin de succomber à quelque altération d'organe important à la vie, a péri sans lésion matérielle appréciable à l'autopsie. La pneumonie et l'hépatite ne peuvent légitimement revendiquer que cinq des morts. La lésion du tissu osseux, quoique plus fréquente, ne me semble pas pouvoir amener ce résultat, du moins dans un délai aussi court que celui où meurt l'enfant, c'est-à-dire en deux ou trois semaines.

Plus loin, à propos du traitement, je chercherai à donner une interprétation sinon certaine, du moins plausible de la cause de la mort, en déclarant que, en l'absence d'altérations viscérales, le nouveau-né syphilitique succombe à l'inanition.

Cette manière de voir est aussi celle de M. Gailleton, qui, depuis plusieurs années, s'évertue à rechercher dans les nécropsies de ces petits syphilitiques des altérations anatomiques qui le plus souvent, n'existent pas.

J'arrive maintenant à la symptomatologie.

SYMPTOMATOLOGIE.

Les premières manifestations de la syphilis congénitale ont lieu ordinairement avant la fin du deuxième mois, du vingtième au quarantième jour qui suit la naissance, rarement au delà. Cependant, MM. Diday, Ricord, Fournier ont cité des observations où elle s'est déclarée au sixième mois et même dans les premières années de la vie. Hutchinson en Angleterre va plus loin : il rapporte des exemples d'iritis, de kératite chez des enfants de 8 à 10 ans, qui n'avaient jamais eu de syphilis acquise. Ces faits sont si exceptionnels, qu'il faut toute l'autorité des hommes qui les ont observés pour qu'on puisse y ajouter foi.

Les symptômes présentés par l'enfant syphilitique, en venant au monde, sont généraux et locaux. Souvent l'enfant n'est pas complètement à terme; c'est là un des tristes privilèges de la syphilis congénitale, quand ce n'est pas l'avortement du quatrième au sixième mois.

Le nouveau-né est petit, malingre, ratatiné et a comme un air simien; c'est déjà un vieillot. La peau sèche et ridée présente principalement sur le visage une coloration d'un jaune fauve, qui lui constitue un masque qui se rapproche de celui de la femme enceinte.

De plus, l'expression générale de l'enfant est complètement dépourvue de tonicité. Il reste dans une sombre immobilité, crie peu et prend le sein sans courage. Son poids, au lieu de suivre l'augmentation physiologique de cet âge, reste stationnaire et même diminue quelquefois : il y a toujours une absence complète de symptômes fébriles et c'est sur cet organisme languissant que viendront s'ajouter encore les accidents locaux.

Tel est le tableau que l'on rencontre dès la naissance dans les cas les plus habituels. Il faut savoir cependant que quelquefois ces symptômes généraux peuvent manquer ou être peu accusés, et que l'enfant peut naître avec les apparences d'une santé convenable.

Symptômes locaux. — On a décrit de nombreuses lésions de la peau et de tous les tissus, mais dans la pratique, ce que l'on trouve le plus souvent, c'est la papule, la plaque muqueuse et l'érythème.

La *papule* est arrondie, sèche, d'une teinte plus ou moins cuivreuse. Toujours discrète, elle siége à la fois sur les membres et le tronc, plus rarement à la face. La peau est bistrée, et sans sécrétion apparente au milieu de ces papules. La durée de cet accident est ordinairement longue, et, même après sa disparition, il laisse sur le tégument de petites taches d'un rouge sombre, qui persistent longtemps.

Les *plaques muqueuses* constituent des lésions constantes. On les trouve toujours aux parties génito-anales, fréquemment aux replis cutanés de l'aine, de l'aisselle, dessous le menton, et très-rarement entre les doigts et les orteils, du moins je ne les y ai jamais observées.

La prolifération des papilles dermiques avec hypersécrétion des glandes sébacées est la lésion anatomique
qui caractérise la plaque muqueuse. On la voit naître,
sur une surface plus ou moins irritée, sous la forme
de petits points granuleux, qui deviennent ensuite des
plaques ayant la forme de petites ulcérations légèrement
élevées, humides et blanchâtres.

De chaque côté des fesses et du périnée, elles sont
quelquefois taillées comme à l'emporte-pièce, et forment
deux chaînes parallèles et festonnées. Chose remarquable, il n'y a presque pas d'engorgement ganglionnaire,
ce dernier semblant être l'apanage exclusif de la syphilis de l'adulte.

Ces accidents locaux se montrent habituellement du
vingtième au quarantième jour, exceptionnellement
plus tôt ou plus tard. Je ne sache pas qu'on les ait observés d'emblée à la naissance. Ils apparaissent d'abord
ou sont précédés quelquefois par un érythème particulier, sur lequel je reviendrai dans un instant.

C'est à tort que la roséole a été mise par Cullerier,
Bassereau, Vidal, Diday, au nombre des symptômes de
la syphilide héréditaire. Elle n'existe pas, et on l'a con-
fondue sans doute avec l'érythème. La roséole, en effet,
c'est-à-dire cette éruption de taches légèrement papu-
leuses d'un rouge sombre, disséminées un peu partout,
et qui suit l'apparition du chancre chez l'adulte, ne
semble pouvoir exister là où il n'y a pas eu d'accident
primitif. Depuis un certain nombre d'années, la roséole
n'a pas été observée une seule fois, à l'hospice de l'Antiquaille, chez les enfants atteints de syphilis congénitale.

Il n'en est pas de même de l'*érythème*.

L'érythème précède souvent l'apparition des autres accidents locaux ou coexiste avec eux; d'autres fois il est pendant longtemps la seule manifestation de la syphilis héréditaire. Son lieu d'élection est aux fesses, aux talons et à la plante des pieds. On ne voit pas, comme dans la véritable roséole, une quantité de taches rouges et saillantes, généralisées à tout le tégument, mais des îlots érythémateux en nappe plus ou moins étendue et sans élevure apparente.

Au siége, il est disposé sur chaque fesse et cesse brusquement aux plis fémoraux fessiers, affectant ainsi la forme d'un fer à cheval; puis on le retrouve aux talons, d'où il s'étend à la plante des pieds.

Le cuir chevelu présente souvent aussi de l'érythème qui peut passer inaperçu, perdu qu'il est dans la masse des cheveux et de la matière sébacée.

L'angine syphilitique, le coryza, ne sont pas autre chose que cet érythème à un degré plus ou moins grand d'intensité, et dans des conditions locales plus favorables de développement.

L'érythème syphilitique est généralement tenace, surtout quand il est la seule manifestation cutanée de la diathèse. Avant de disparaître, il perd peu à peu son éclat rouge vif, devient fauve, et finalement s'évanouit, sans laisser de desquamation apparente.

Il est quelquefois difficile de le distinguer de l'érythème simple, de cause mécanique, si fréquent chez les enfants. C'est son siége et sa disposition spéciale, non moins que l'état général du sujet et les antécédents des parents, qui serviront de base au diagnostic.

Ainsi, les papules, les plaques muqueuses et l'érythème, telles sont les formes extérieures de la syphilis congénitale que l'on rencontre dans la pratique journalière. Cependant il est deux ordres de lésions qui ne sont pas bien rares : c'est l'*ecthyma* et le *pemphygus.*

J'ai noté cinq fois de l'ecthyma seulement chez tous les nouveau-nés que j'ai observés ; il est constitué par des pustules siégeant aux fesses, aux jambes, et sur le ventre. L'ecthyma est l'indice d'une syphilis grave, mais ce n'est pas un signe pathognomonique, car il peut avoir pour cause une cachexie quelconque. En sa présence, il faut donc toujours rechercher la syphilis chez les parents, et, à défaut de cette dernière, on pensera à quelque maladie grave dans l'organisme de l'enfant.

Le pemphygus est aussi une des manifestations de la syphilis héréditaire ; mais je crois que l'on a exagéré la vérité, en voulant faire de cette lésion un signe trop fréquent de l'affection spécifique; son siége de prédilection est la plante des pieds et la paume des mains. Je ne l'ai pas noté dans de plus fréquentes proportions que l'ecthyma.

Il est aussi l'expression symptomatique d'une syphilis maligne chez l'enfant, mais non chez la mère, car cette dernière peut, comme je l'ai vu, présenter des accidents bénins.

Le pemphygus apparaît ordinairement après la naissance, dans un laps de temps plus ou moins rapproché; mais on peut le trouver chez l'enfant qui vient au monde. M. Depaul l'a observé plus de deux cents fois sur des fœtus syphilitiques mort-nés. Ce chiffre me paraît bien considérable, et si ce n'était l'autorité du savant professeur, on serait tenté de se demander si l'on n'a pas pris des lésions cutanées produites par la macération pour des bulles de pemphygus.

M. Gailleton m'a dit n'avoir jamais rencontré de pemphygus chez les fœtus syphilitiques mort-nés ; il en a trouvé trois fois seulement au moment de la naissance. Les trois enfants étaient à terme : deux moururent en quelques jours de cachexie, et l'on trouva à l'autopsie, chez l'un, une synovite suppurée du genou, sans autres lésions ; le troisième (enfant Boulletot), qui portait à la plante des pieds et à la paume des mains des bulles de pemphygus de la grosseur d'une petite noisette, a survécu. Il fut allaité par sa mère, qui n'avait eu que des accidents secondaires, mais qui fut soumise néanmoins à l'iodure de potassium à la dose progressive de 2 à 4 gr. par jour. Cet enfant a aujourd'hui 2 ans et jouit d'une santé satisfaisante.

Le pemphygus des nouveau-nés est-il un signe caractéristique de syphilis congénitale? Il y a encore sur ce point, entre les savants, quelques divergences. Pour MM. Ricord, Gubler, le pemphygus des extrémités est tantôt un signe de syphilis héréditaire, tantôt un signe de cachexie. Mais MM. Diday, Trousseau, Lasègue, Bazin, pensent qu'il indique simplement une cachexie.

Si j'avais à émettre mon opinion, je croirais que l'âge de l'enfant et le siége du pemphygus doivent être les principaux éléments du diagnostic, et qu'un enfant qui, dans les 8 à 10 premiers jours de la naissance, présente du pemphygus des extrémités, est presque sûrement syphilitique. Il n'y a en effet que l'action prolongée du virus syphilitique pendant toute la vie utérine qui puisse, chez le nouveau-né, préparer en quelques jours les voies à une manifestation morbide aussi grave que le pemphygus.

Quant à l'*impétigo* et l'*eczéma*, que l'on a rangés aussi

parmi les symptômes de la syphilis congénitale, je crois qu'ils ne coexistent avec elle que par une simple coïncidence. Ce sont deux affections cutanées, fréquentes chez l'enfant, qu'il soit ou ne soit pas *syphilitique* et qui ne portent en rien le cachet de la spécificité.

L'*iritis* et l'*onyxis*, signes de syphilis chez l'adulte, n'ont peut-être pas encore été rencontrés d'une façon précise chez l'enfant atteint de syphilis congénitale.

Quant aux lésions viscérales (pneumonie, hépatite, gommes), leurs symptômes, de l'avis de tous les auteurs, ne sont pas faciles à reconnaître. La pneumonie a une marche torpide, dépourvue de réaction. L'ictère dans l'hépatite est un signe trompeur, car il est très-fréquent chez tous les enfants.

DIAGNOSTIC, MARCHE ET TERMINAISON.

Les symptômes généraux et locaux de la syphilis congénitale sont trop caractéristiques pour qu'on puisse les confondre avec une autre affection de la peau. Les antécédents des parents viennent encore faciliter le dignostic, et, s'il y avait quelque hésitation dans les premiers jours, elle ne tarderait pas à disparaître devant l'évidence des signes ultérieurs.

La syphilis congénitale a une marche variable, suivant que l'issue sera funeste ou favorable.

Dans le premier cas, on voit les accidents locaux au lieu de diminuer rester stationnaires ou augmenter d'intensité. L'état général tend rapidement à la cachexie : l'enfant maigrit à vue d'œil ; sa peau devient èche et flétrie ; le masque de la face se prononce de

plus en plus, et le corps est comme desséché, momifié.
Enfin le sein est abandonné, et la mort survient dans
la consomption, accélérée fréquemment par l'intervention de la diarrhée. Aux derniers jours de la vie, on a
observé quelquefois une attitude particulière de la
main, souvent des deux. Elle consiste dans une dévia-
tion de la main sur le bord cubital avec semi-flexion
des doigts sur la face palmaire. On n'a pas pu jusqu'ici rattacher ce fait à aucune altération centrale ni
périphérique de la substance nerveuse.

Si l'issue doit être favorable au contraire, le nourrisson, continuant à prendre assez régulièrement le sein,
ne maigrit pas, bien qu'il ne prenne pas de l'embon-
point. Les fonctions assimilatrices et désassimilatrices
restent en équilibre. Puis les accidents locaux perdent
progressivement leur intensité; le teint s'éclaircit; le
poids du corps augmente, et enfin toutes les manifestations extérieures disparaissent. L'enfant est sauvé.

La mort une fois conjurée, le nourrisson prend des
forces chaque jour et pourra braver de nouvelles poussées syphilitiques. J'ai vu un enfant de 14 mois qui
avait pour la troisième fois des accidents constitutionnels. Il les supporta sans faiblir, et M. Gailleton, témoin
des deux premières manifestations, faisait remarquer
qu'il y avait eu entre ces trois poussées syphilitiques
une gravité proportionnellement décroissante.

Quelques médecins, Lagneau, Critchet, ont dit que
l'enfant qui échappait aux premières atteintes de la syphilis congénitale pouvait devenir plus tard épileptique
ou idiot, scrofuleux ou difforme. Le fait paraît possible, mais seulement en vertu d'une prédisposition
générale acquise par la syphilis comme par toute autre

maladie, et non en vertu de l'affection spécifique en elle-même.

Le sujet atteint de syphilis congénitale reste naturellement exposé à une série d'accidents ultérieurs. Mais le plus souvent il guérit, quand il a échappé au danger dans son bas âge, et fournit une carrière moyenne au milieu d'une santé convenable.

Quant à sa progéniture, elle peut être saine; on en connaît beaucoup d'exemples; comme aussi, pour des raisons qui souvent nous échappent, elle peut être atteinte du virus syphilitique et même dégénérée.

PRONOSTIC.

Le pronostic doit être subordonné à des circonstances multiples : l'état général, l'état local, la cause originelle de la maladie et enfin le traitement.

Si l'enfant est à terme, bien constitué; si l'apparition des accidents constitutionnels est plus tardive, le pronostic devient plus favorable. Un retard de quelques jours dans les manifestations a certes une grande importance; c'est une plus grande somme de résistance que l'enfant opposera à la maladie; et l'on peut poser en principe que la syphilis congénitale la plus hâtive est ordinairement la plus grave.

De toutes les lésions locales, considérées individuellement, le pemphygus et ensuite l'ecthyma sont certainement les plus graves. Je ne parle pas des lésions viscérales ou des tissus profonds dont la gravité est fort heureusement compensée par leur rareté.

Quelques auteurs ont voulu aussi baser le pronostic de la syphilis congénitale sur le genre de causes qui l'a produite. Dans cet ordre d'idée, la syphilis transmise par les deux géniteurs, est vraisemblablement la plus grave, puis celle qui vient de la mère; mas je n'insiste pas sur ces considérations qui ont trait à la statistique. Je me contente de déclarer que si le nouveau-né est issu de parents qui auront suivi un traitement préventif avant la conception et pendant la grossesse ; que si la syphilis ne lui a été communiquée qu'à une époque déjà avancée de sa vie fœtale, toutes choses égales d'ailleurs, les chances de survie augmenteront.

Mais en dehors de ces conditions qui ont bien leur valeur, le pronostic doit s'établir surtout sur la nature du traitement qu'on fera suivre à l'enfant. Cela est capital, comme on va en juger.

TRAITEMENT.

Considérations générales. — Le traitement d'une maladie doit découler naturellement de la notion des lésions anatomiques qu'elle engendre. Il faut connaître le mal pour le combattre logiquement.

J'ai émis plus haut cette opinion qui m'avait été inspirée par le résultat si souvent négatif des autopsies de mes petits syphilitiques, à savoir que le sujet ne succombe pas en général à l'altération d'un organe important à la vie, mais à une véritable inanition. C'est pour moi la seule façon légitime d'expliquer la mort quand la nécropsie est négative. Peut-on admettre une altération inconnue du sang, sorte d'intoxication qui tuerait l'individu à la manière des affections septiques?

Il est possible que le sang du petit syphilitique soit le siége d'altérations particulières, mais je crois difficilement qu'elles puissent causer la mort sans se révéler à l'autopsie par des lésions matérielles, et, pendant la vie, par quelques-uns des phénomènes généraux particuliers aux affections septiques.

L'enfant s'éteint, d'un côté, par le fait d'une alimentation insuffisante, et de l'autre, par l'oxydation exagérée de ses tissus. La désassimilation l'emporte sur l'assimilation ; la consomption en est le résultat fatal.

Plusieurs circonstances concourent à rendre l'alimentation insuffisante.

L'allaitement au biberon, comme on le verra plus loin, est un mode d'alimentation insuffisant au premier chef, et d'autant plus dangereux, qu'il a été jusqu'à ce jour assez employé, avec quelque apparence de raison, pour nourrir les enfants syphilitiques.

L'allaitement maternel lui-même devient insuffisant dans les circonstances suivantes : Un enfant qui a des plaques muqueuses dans la bouche, un coryza ou une angine plus ou moins intense, éprouve nécessairement quelques difficultés à prendre le sein ; ajoutez que ce dernier peut présenter des gerçures, des érosions quelconques. L'enfant se fatigue, et, obéissant à un dégoût instinctif, il ne cherche plus le sein d'une façon suffisante. Ne pas être allaité dans les proportions physiologiques pour un organisme si fragile et déjà malade, c'est le péril qui commence. Il y a d'abord de l'amaigrissement ; le nourrisson brûle ses tissus pour parer aux besoins de la nutrition générale, et si l'allaitement ne reprend le dessus, on voit survenir cette maigreur extrême, ce dessechement du corps spécial aux syphilitiques. On comprend que, dans ces conditions, le moment n'est pas éloigné où les phénomènes de combustion intérieure ne seront plus compatibles avec la vie.

La diminution de consistance et la désagrégation du tissu osseux, lésion que l'on rencontre si souvent dans les os longs des enfants atteints de syphilis congénitale, et qui est due en partie à l'absence de dépôts calcaires, ne pourraient-elles pas jeter sur ces considérations quelque apparence de vérité ? Ne correspondraient-elles pas aussi à des causes dont la plus efficace serait l'insuffisance de l'allaitement plutôt que la syphilis ?

S'il est vrai que le nouveau-né syphilitique succombe si fréquemment par inanition, on doit pressentir le traitement.

Traitement. — L'allaitement est ici le traitement absolu, indispensable ; mais il donne des résultats diamétralement opposés, suivant la façon dont il est employé.

Il y a deux espèces d'allaitement : l'allaitement artificiel et l'allaitement naturel.

L'allaitement artificiel consiste à donner à l'enfant un animal domestique pour nourrice, une chèvre par exemple, ou à l'élever au biberon. On pourrait même, à l'instar de Verdé, de Lisle, faire prendre à la chèvre des préparations mercurielles en frictions, par exemple, qui donneraient au lait des propriétés particulières. Mais, ce moyen n'est pas malheureusement toujours facile à appliquer dans la pratique ; dans tous les cas, il devra être préféré au biberon.

L'allaitement au biberon d'un nouveau-né atteint de syphilis congénitale, donne les résultats les plus déplorables : c'est presque toujours la mort, quelle que soit la provenance du lait et les matières médicamenteuses qu'o ı ait pu y introduire. L'enfant s'en dégoûte du reste assez vite, et ne tarde pas à dépérir. Mais, voici des chiffres qui sont plus éloquents que les doctrines.

Dans l'espace de deux ans, M. Gailleton a suivi avec le plus grand soin, d'une part, les enfants élevés au biberon, et, d'autre part, les enfants allaités.

Toutes choses égales, d'ailleurs, 31 enfants élevés exclusivement au biberon n'ont pas survécu au-delà du troisième ou quatrième mois, et sont tous morts.

Au contraire, sur 9 enfants allaités par la mère ou par une nourrice, il y a eu 7 guérisons et 2 morts seulement. Il va sans dire qu'il ne s'agit pas de guérisons définitives, et que l'enfant n'aura pas de nouveaux accidents plus tard, mais c'est une guérison dans le présent, ce qui est l'essentiel ; car ensuite l'enfant devenu plus fort, résistera mieux à un nouvel assaut.

La conclusion à tirer de cette statistique est facile : Il faut, de toute nécessité, donner au nouveau-né syphilitique le sein de sa mère, et, à son défaut, celui d'une nourrice déjà contaminée.

La partie fondamentale du traitement de la syphilis congénitale, est dans l'allaitement. Mais, il trouvera des adjuvants précieux dans le traitement local et spécifique.

Le traitement local est presque tout entier dans les soins de propreté : lavages, bains aromatisés. — On pansera les plaques muqueuses ulcérées avec un mélange égal d'amidon et de poudre de calomel.

Les accidents du côté de la bouche et de la gorge ne créent pas, en général, de difficultés graves. Fort heureusement ils guérissent seuls et sans l'intervention toujours pénible de la médication locale.

Quant au traitement spécifique donné à l'intérieur, je ne le conseillerai pas. J'ai remarqué que la liqueur de Van-Swieten ne faisait pas disparaître plus vite les accidents chez les enfants qui en faisaient usage, que chez d'autres qui n'en prenaient pas, et cela sans préjudice de troubles gastro-intestinaux. Du reste, l'administration du mercure dans la syphilis congénitale, c'est-à-dire dans un état pathologique ancien, saturé, n'a plus autant sa raison d'être que dans le cas d'une syphilis acquise. Ici, l'action du spécifique est d'autant plus efficace, que l'économie est à peine sous l'influence du virus. Là, au contraire, il faut soutenir l'organisme déjà éprouvé depuis la vie fœtale, par les agents reconstituants, dont le meilleur et le plus indispensable est, sans contredit, le lait maternel.

D'ailleurs, le mercure qui devra être donné à la nourrice suffit largement pour l'enfant, et ne l'incommode nullement.

J'insiste aussi sur les résultats heureux que j'ai vu obtenir dans l'administration du mercure par la peau. M. A. Fournier emploie les frictions avec l'onguent mercuriel. A l'Antiquaille, c'est le bain de sublimé qui est en honneur. Pris tous les deux ou trois jours à la dose de 2 grammes par bain, le sublimé fait rapidement disparaître les accidents, sans donner lieu à aucune complication.

Je serai bref sur le traitement préventif de la syphilis congénitale. Je me contenterai de conseiller l'usage du mercure ou de l'iodure de potassium suivant les cas, aux futurs conjoints, à la femme pendant sa grossesse ; car l'observation apprend que, dans ces circonstances, le fœtus échappe quelquefois à la contagion. Quant aux mesures prophylactiques plus efficaces, je laisse la parole à l'hygiène publique et à l'économie sociale, sur une question qui touche directement à nos mœurs et à la liberté individuelle.

Paris. A. Parent. imprimeur de la Faculté de Médecine, rue Mr-le-Prince, ^

Clinique médicale, par le Dr Noël Gueneau de Mussy, médecin de l'Hôtel-Dieu, membre de l'Académie de médecine. Tome 1er, 1 vol. in-8. Prix. 12 fr.
    Le tome 2e paraîtra très-prochainement.

Leçons sur la syphilis étudiée plus particulièrement chez la femme, par le Dr Alfred Fournier, médecin de l'hôpital de Lourcine, professeur agrégé à la Faculté de médecine de Paris, 1 fort volume in-8, avec tracés sphygmographiques ; le vol. cartonné. 16 fr.

Leçons sur les maladies du système nerveux, faites à la Salpêtrière par le Dr Charcot, professeur à la Faculté de médecine de Paris, recueillies et publiées par le Dr Bourneville. 1 vol. in-8, avec 25 figures dans le texte et 8 planches en chromolithographie ; le vol. cart. 10 fr.

Traité pratique des maladies du cœur, par Friedreich. Ouvrage traduit de l'allemand par les Drs Lorber et Doyon. 1 v. in-8 cart. 10 fr.

Thérapeutique des maladies de l'appareil urinaire, par les Drs Mallez et Delpech. 1 vol. in-8 cartonné. 8 fr. 50

Traitement préservatif et curatif des sédiments, de la gravelle, de la pierre urinaires et de maladies diverses dépendant de la diathèse urique, par le Dr A. Mercier. 1 vol. in-12 avec fig. intercalées dans le texte. Cartonné. 8 fr.

La pleurésie purulente et son traitement, par le Dr Moutard-Martin, médecin de l'hôpital Beaujon. 1 vol. in-8. 4 fr.

De l'embaumement chez les anciens et chez les modernes, et des conservations pour l'étude de l'anatomie, par le Dr Sucquet. 1 vol. in-8. 5 fr.

Alimentation du cerveau et des nerfs, par le Dr Tamin-Despalles. 1 vol. in-8 avec 3 planches. 7 fr.

Physiologie du système nerveux cérébro-spinal, d'après l'analyse physiologique des mouvements de la vie, par le docteur E. Fournié, médecin adjoint à l'Institut des sourds-muets. 1 fort volume in-8, cart. en toile. 12 fr.

Recherches expérimentales sur le fonctionnement du cerveau, par le docteur E. Fournié, etc. 1 vol. in-8, avec 4 planches coloriées. 4 fr.

Leçons sur le strabisme, les paralysies oculaires, le nystagmus, le blépharospasme, professées par F. Panas, chirurgien de l'hôpital Lariboisière, professeur agrégé à la Faculté de médecine de Paris, chargé du cours complémentaire d'ophthalmologie, etc., rédigées et publiées par G. Lorey, interne des hôpitaux ; revues par le professeur. 1 vol. in-8, avec 10 figures dans le texte. 5 fr.

Traité de médecine légale et de jurisprudence médicale, par le Dr Legrand du Saulle, médecin de l'hôpital de Bicêtre (service des aliénés), médecin expert près les tribunaux, etc. 1 fort volume in-8. 18 fr.

Traité pratique des maladies des reins, par S. Rosenstein, professeur de clinique médicale à Grœningue, traduit de l'allemand par les Drs Bottentuit et Labadie-Lagrave. 1 vol. in-8. 10 fr.
Cartonné. 11 fr.

Hystérotomie de l'ablation partielle ou totale de l'utérus par la gastrotomie. Étude sur les tumeurs qui peuvent nécessiter cette opération, par J. Péan, chirurgien des hôpitaux de Paris, et L. Urdy, interne des hôpitaux de Paris. 1 vol. in-8 avec 25 figures dans le texte et 4 planches. 6 fr.

Paris. A. Parent, imprimeur de la Faculté de Médecine, rue M^c-le-Prince, 31.